@velazco_mariela

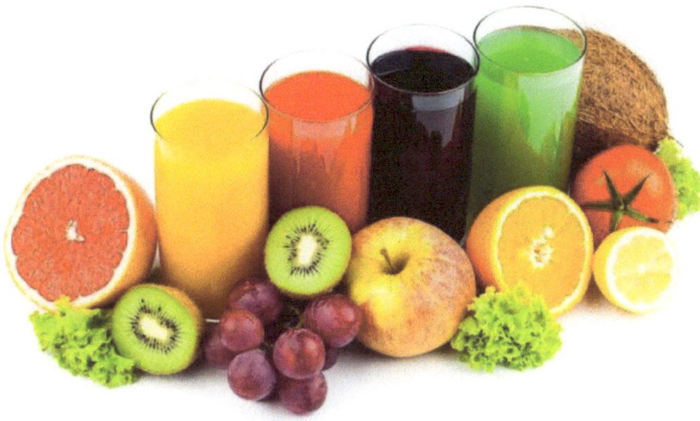

BATIDOS DEL MUNDO

Sabores Globales en un Vaso

MARZO 2024

MARIELA VELAZCO

Primera Edición
2 de Marzo 2024
ISNB: 9798883555816

Bienvenidos a Batidos del Mundo- Sabores Globales en un Vaso

Queridos lectores,

Me complace darles la bienvenida a este fascinante viaje a través de las delicias gastronómicas que he explorado y compartido a lo largo de mi vida. Soy Mariela Velazco, una ingeniera eléctrica de profesión, con 41 años de dedicación a la transmisión de energía en alta tensión. Sin embargo, la vida me ha llevado por caminos inesperados, y hoy me encuentro aquí, compartiendo mi pasión por la ingeniería, la espiritualidad y, por supuesto, la cocina.

Tras décadas en el mundo de la ingeniería, decidí abrir un nuevo capítulo en mi vida, explorando territorios inexplorados y descubriendo las maravillas de la escritura. Hace aproximadamente un año, elaboré mi primer libro "Ingeniería para Subestaciones en Alta Tensión/Guía paso a Paso" y a partir de allí me embarqué en una nueva profesión que me ha llevado a sumergirme en el fascinante universo de la cocina. Este libro es el resultado de mi amor por la diversidad culinaria, donde los batidos y jugos del mundo se convierten en la puerta de entrada a una experiencia sensorial única.

Cada día, me sumerjo en la maravilla de las nuevas tecnologías, descubro palabras en el vasto universo de internet, experimento con sabores que van más allá de lo convencional, como el intrigante umami. Además, mi búsqueda no se limita solo a recetas globalizadas; también abarca un espectro más amplio que incluye información sobre la vida después de la muerte, la auto sanación y el control sobre nuestros pensamientos y enfermedades.

Este viaje de autodescubrimiento ha transformado mi perspectiva de la vida, y cada libro que escribo se convierte en una ventana que se abre hacia un conocimiento infinito. A través de estas páginas, espero transmitirles no solo recetas exquisitas, sino también una visión más

profunda de la conexión entre la comida, la espiritualidad y el viaje personal.
Cada receta aquí presentada es un viaje sensorial, pero este libro es solo el comienzo. Les invito a explorar más allá de estas páginas y descubrir otros tesoros culinarios que he creado para ustedes. Mis libros anteriores, como "Aromas Libaneses", "Aromas Peruanos", "Aromas Venezolanos", "Recetas fáciles para preparar en casa" y "Salsas del Mundo - Cinco Secretos para cada Sabor", son ventanas a experiencias culinarias únicas que complementarán y enriquecerán su repertorio en la cocina.

No se trata solo de cocinar o adelgazar; se trata de experimentar, aprender y sorprenderse. En las páginas siguientes, encontrarán una oportunidad para explorar más allá de este libro, descubriendo nuevas dimensiones de sabores y aromas que espero que encuentren tan cautivadoras como yo.

Gracias por acompañarme en este viaje. Que cada receta sea un paso más hacia la maestría culinaria y la alegría compartida alrededor de la mesa. ¡Que cada página les lleve a un nuevo descubrimiento!

Con cariño,

Mariela Velazco

Descubre el Placer de Preparar Sabores Extraordinarios en un solo vaso.

¿Alguna vez te has sentido abrumado por el miedo o la incapacidad de preparar algo en la cocina? No estás solo. Muchos de nosotros hemos experimentado esa sensación de intimidación frente a los fogones, sintiéndonos como intrusos en un territorio desconocido lleno de peligros culinarios. Sin embargo, es hora de dejar atrás esos temores infundados y reconocer que la experiencia culinaria no es un requisito absoluto para crear platos deliciosos y satisfactorios.

Te invito a explorar la maravillosa simplicidad de la cocina, donde la falta de experiencia no es un obstáculo, sino más bien una oportunidad para descubrir nuevas habilidades y sabores. Encontrarás que los ingredientes necesarios para estas recetas no son exóticos ni difíciles de conseguir; de hecho, están al alcance en los mercados locales de cualquier comunidad.

Además, no necesitarás equipos de cocina complicados o costosos para embarcarte en esta aventura gastronómica. Con herramientas básicas y sencillas que probablemente ya tengas en tu cocina, podrás preparar batidos sorprendentes y deliciosos que impresionarán a tus seres queridos y satisfarán tu paladar.

Así que deja tus preocupaciones a un lado y únete a mí en este emocionante transitar, donde descubriremos juntos la alegría y la satisfacción de preparar sin miedo, con confianza y creatividad. ¡Bienvenido a un mundo de sabores, donde cada trago es una celebración de la vida y la cocina!

Imaginen la satisfacción de impresionar a sus familias, parejas o amigos con jugos o batidos exquisitos. Ya sea que prefieran vegetales o frutas, estas recetas están diseñadas para adaptarse a todos los gustos y preferencias. Además, este libro es solo el comienzo de un viaje culinario más amplio. Pueden completar su aprendizaje y explorar aún más con mis otros libros, como "Aromas Libaneses", "Aromas Peruanos", "Aromas Venezolanos",

/Recetas fáciles para preparar en casa y " Salsas del Mundo / Cinco Secretos para cada Sabor ".

Así que, queridos lectores, los invito a dejar atrás cualquier temor o duda que tengan sobre la cocina. Con un poco de orientación y estas recetas probadas, descubrirán el placer de cocinar y compartir momentos inolvidables alrededor de la mesa.

¡Que cada receta los acerque un paso más a convertirse en maestros culinarios en sus propias cocinas!

Enlace a Plataforma de Amazon para mis otros libros:

MENSAJE:

¡Es un honor y un placer darles la bienvenida a este emocionante viaje a través de los deliciosos y refrescantes batidos del mundo! Su apoyo y entusiasmo son la fuerza impulsora detrás de este proyecto culinario único. Quiero expresar mi más sincero agradecimiento por permitirme compartir con ustedes no solo las recetas, sino también la pasión que hay detrás de cada sorbo.

Además, deseo extender mi gratitud a aquellos que han explorado mis otros libros. Su continua muestra de interés y confianza son el combustible que alimenta mi creatividad y me inspira a seguir compartiendo mis conocimientos culinarios con el mundo.

Este libro es un viaje sensorial a través de las maravillas de los batidos, donde cada página está diseñada para despertar sus sentidos y llevarlos a un mundo de sabores globales en un solo vaso. Espero que disfruten de cada receta y que estos batidos se conviertan en una parte esencial de sus aventuras culinarias y de bienestar.

Agradezco sinceramente el privilegio de ser parte de sus vidas y hogares. Que este libro les brinde momentos refrescantes y memorables, ¡Salud!

Con gratitud,

Mariela Velazco

Contenido

INTRODUCCIÓN

Perder peso puede ser un desafío, especialmente cuando disfrutamos de alimentos poco saludables y no somos fanáticos del ejercicio. No obstante, cada vez más personas están tomando conciencia de los beneficios que implica adoptar hábitos de vida saludables. Estos no solo nos ayudan a mantener un peso ideal, sino que también contribuyen a lograr la figura que anhelamos. En la actualidad, las bebidas naturales, como jugos de frutas, verduras e infusiones, están en auge debido a sus propiedades para desintoxicar el organismo, mejorar la digestión y facilitar la pérdida de peso, cuando se combinan con una dieta equilibrada y ejercicio regular. Por esta razón, hoy quiero compartirles las recetas de varios jugos para perder peso de manera natural, que seguramente les encantarán y les serán de gran utilidad. Es crucial recordar que, independientemente del jugo que elijan, es fundamental acompañarlo con una alimentación balanceada, evitando grasas, alimentos procesados, bebidas azucaradas y limitando el consumo de alcohol.

Dado que no existen soluciones milagrosas para perder peso, también es esencial incorporar actividad física al menos tres veces por semana, no solo con el objetivo de perder peso, sino también para tonificar el cuerpo.

Estas recetas de jugos no son una solución mágica, pero al integrarlas en tu rutina diaria junto con hábitos alimenticios saludables y ejercicio regular, te ayudarán a alcanzar tus metas de bienestar de manera sostenible.

Recuerda que cada elección que hagas en tu dieta y estilo de vida contribuye a tu salud general. Al alejarte de las grasas, alimentos procesados y adoptar una actitud moderada hacia el consumo de alcohol, estarás potenciando los efectos positivos de estos jugos.

Además, la actividad física no solo es crucial para la pérdida de peso, sino también para mantener un cuerpo tonificado y saludable. Subir escaleras, andar en bicicleta, bailar, correr o simplemente caminar pueden convertirse en actividades placenteras que fortalecerán tu cuerpo y mente.

Así que, sumérgete en el mundo de estos deliciosos jugos para perder peso naturalmente y experimenta cómo pequeños cambios en tu estilo de vida pueden marcar una gran diferencia en tu bienestar general. ¡Aquí tienes las herramientas para comenzar un viaje hacia una versión más saludable y feliz de ti mismo!

Ingredientes clave

Los batidos y jugos pueden ser muy versátiles y adaptarse a diversos gustos y necesidades nutricionales. Aquí tienes algunos ingredientes clave que puedes considerar para crear batidos y jugos deliciosos y saludables:
Frutas frescas: Las frutas son la base perfecta para un batido
Plátanos
Fresas
Arándanos
Mangos
Piña
Manzanas
Kiwis
Uvas
Verduras: Agregar verduras a tus batidos es una excelente manera de obtener nutrientes adicionales
Espinacas
Kale
Pepino
Apio España
Zanahorias
Betabel (remolacha)
Jengibre
Líquidos: Necesitas un líquido para mezclar todo
Agua
Leche (puedes elegir leche de almendra, soja, avena, entre otras)
Jugo de naranja o cualquier otra fruta
Yogur natural

Proteínas: Si deseas un batido más sustancioso, agrega proteínas.
Proteína en polvo (suero de leche, proteína vegetal)
Yogur griego
Leche
Mantequilla de almendra o cacahuate
Endulzantes naturales (opcional): Si necesitas un poco de dulzura
Miel
Jarabe de arce
Dátiles
Grasas saludables: Las grasas saludables son importantes.
Aguacate
Nueces
Semillas de Chía
Aceite de coco
Suplementos y superalimentos (opcional):
Linaza
Espirulina
Moringa
Açaí
Maca
Hielo o congelados: Agregar hielo hará que tu batido esté fresco y cremoso.
Cubos de hielo
Frutas congeladas (puedes comprarlas o congelarlas tú mismo)
Hierbas y especias:
Menta
Perejil
Canela
Cúrcuma
Recuerda que la clave está en experimentar y encontrar las combinaciones que más te gusten y se ajusten a tus necesidades nutricionales. Puedes variar las proporciones según tus preferencias personales y necesidades específicas. Además, asegúrate de consultar con un profesional de la salud o un nutricionista si estás haciendo cambios significativos en tu dieta, especialmente si tienes condiciones de salud específicas.

Técnicas comunes

Preparar batidos y jugos puede ser muy sencillo y divertido. Aquí tienes algunas técnicas comunes de preparación que puedes seguir:

Batidora: La batidora es la herramienta más común para preparar batidos. Puedes usar una licuadora de alta potencia o una batidora de mano.

Agrega todos los ingredientes a la batidora. Mezcla a alta velocidad hasta que obtengas la consistencia deseada.

Exprimidor: Para jugos frescos de frutas cítricas, un exprimidor es una opción excelente.

Corta las frutas por la mitad y exprime el jugo directamente en un vaso.

Licuadora de Extracción de Jugos: Estas licuadoras separan el jugo de la pulpa, proporcionando un líquido más suave y homogéneo.

Coloca las frutas y verduras en la licuadora, y recoge el jugo en un recipiente separado.

Prensado en Frío: Esta técnica conserva más nutrientes al evitar la oxidación causada por el calor.

Requiere un extractor de jugo especializado que prense las frutas y verduras lentamente.}

Smoothies Congelados: Congela frutas y verduras en porciones individuales para tener ingredientes listos para usar.

Agrega los ingredientes congelados directamente a la batidora para obtener una textura más espesa y fría.

Capas de Batido:

Crea capas de diferentes colores y sabores vertiendo cuidadosamente capas alternas en un vaso.

Puedes hacer esto con batidos de frutas de diferentes colores.

Decoración y Presentación: Decora los batidos con rodajas de frutas, hojas de menta o semillas para hacerlos más atractivos visualmente.

Añadir Hielo al Gusto: Si prefieres bebidas más frías y refrescantes, agrega cubos de hielo a la mezcla antes de batir.

Controlar la Consistencia: Ajusta la cantidad de líquido para controlar la consistencia del batido según tus preferencias personales.

Experimenta con Ingredientes: No tengas miedo de experimentar con diferentes combinaciones de frutas, verduras, líquidos y superalimentos.

Recuerda ajustar las técnicas según el equipo disponible y tus preferencias personales. ¡Diviértete explorando y creando tus propias recetas deliciosas y saludables!

Tu viaje culinario e histórico

El concepto de batidos tiene una historia real que se remonta a varias culturas y épocas, aunque la idea de combinar ingredientes para crear bebidas nutritivas y deliciosas ha evolucionado con el tiempo. Aquí hay algunos aspectos destacados del origen de los batidos

A principios del siglo XX, en los Estados Unidos, los milkshakes se convirtieron en populares en las farmacias y malt shops. Originalmente, los milkshakes eran una mezcla simple de leche, helado y jarabes de sabores.

En la década de 1920, Julius Freed, un joven con un estómago sensible, buscaba una forma de disfrutar del zumo de naranja recién exprimido. Dado que su estómago no toleraba la acidez de las naranjas frescas, ideó una bebida menos ácida y un poco espumosa. Así nació la famosa tienda "Orange Julius", que ofrecía esta bebida. Sin embargo, los batidos no son exclusivos de Estados Unidos. Se remontan a siglos atrás y a diversas culturas en todo el mundo. En América Latina, existían los "granizados de frutas". Estos antecedentes influyeron en la creación de las recetas de batidos:

En los años 60, un adolescente llamado Steven Kuhnau, intolerante a la lactosa, quería disfrutar de bebidas similares a los batidos que sus compañeros consumían. Incapaz de digerir los batidos normales debido a su intolerancia, creó mezclas frías de fruta fresca, hielo y jugo de fruta. Estas mezclas no solo sabían deliciosas, sino que también ayudaron a controlar sus alergias y niveles de azúcar en sangre. En diversas culturas antiguas, se preparaban bebidas mezclando frutas, hierbas y otros ingredientes para obtener brebajes sabrosos y, a veces, medicinales.

Emocionado por su invento, Kuhnau abrió una tienda de alimentos saludables llamada "Smoothie King". Aunque no inventó el término "smoothie", lo popularizó como marca. Antes de eso, la palabra se utilizaba para describir diversas cosas, desde sujetadores hasta pintura de automóviles. Fue gracias a Kuhnau que el nombre se asoció con estas bebidas saludables.

En resumen, los batidos o smoothies han evolucionado a lo largo del tiempo, fusionando tradiciones ancestrales con innovaciones modernas. Así tenemos que, en el corazón de un mercado vibrante, donde los colores y aromas de frutas frescas y verduras se entrelazan, se incrementó la historia de los batidos.
En este rincón lleno de vida, un apasionado vendedor de productos orgánicos encontró la inspiración para crear algo único y refrescante: una fusión de sabores que celebrara la naturaleza y promoviera un estilo de vida saludable.
Con su delantal lleno de salpicaduras de jugo y una sonrisa siempre lista, decidió aventurarse en el mundo de los batidos. Empezó a experimentar con ingredientes frescos y locales, buscando la combinación perfecta que deleitaría a los paladares de su comunidad. Su primera creación fue un batido de mango y fresa, una explosión tropical en cada sorbo. La noticia de este delicioso brebaje se extendió rápidamente, y pronto, el pequeño puesto se convirtió en el epicentro de un viaje culinario para aquellos en busca de salud y sabor.
A medida que la popularidad de los batidos creció, también lo hizo su creatividad. Introdujo verduras como espinacas y pepino, desafiando las expectativas y demostrando que los batidos podían ser nutritivos y deliciosos al mismo tiempo.
El viaje culinario se expandió más allá de las fronteras del mercado. Inspiró a otros emprendedores culinarios a explorar el mundo de los batidos. Desde cafeterías modernas hasta pequeños puestos en la playa, los batidos se convirtieron en un fenómeno global, adaptándose a las preferencias locales y fusionando ingredientes de todo el mundo.
Hoy en día, los batidos se han convertido en una parte integral de la cultura alimentaria global. La versatilidad de los ingredientes y las técnicas de preparación ha llevado a la creación de una amplia gama de batidos, desde los nutritivos y verdes hasta los indulgentes y llenos de sabor.

La comunidad de amantes de los batidos creció, compartiendo recetas y secretos en blogs y redes sociales. Personas de diferentes culturas y tradiciones se unieron en torno a la alegría de mezclar y combinar, creando conexiones a través de la pasión por una vida saludable. Hoy en día, los batidos han evolucionado más allá de las expectativas iniciales.

Son mucho más que una bebida; son una expresión de creatividad, salud y conexión. En cada sorbo, se cuenta la historia de un viaje culinario que comenzó con un vendedor apasionado y se convirtió en un movimiento global, donde la alegría de descubrir nuevos sabores y nutrir el cuerpo se mezcla en un batido de posibilidades infinitas.

Los batidos pueden ser consumidos en cualquier momento del día, pero hay algunas recomendaciones según tus necesidades y objetivos:

Por la mañana:

Si te cuesta arrancar por la mañana, preparar los ingredientes de tu batido con antelación puede facilitarte las cosas. Solo tendrás que añadir tu leche favorita por la mañana y listo. Comenzarás el día con al menos un par de porciones de frutas y verduras.

Los nutricionistas coinciden a la hora de indicar que el mejor momento para consumir un batido de frutas y verduras es por la mañana durante el desayuno, ya que así el cuerpo se llena de nutrientes y energía. Además, al beberlo disminuyen los deseos de comer productos dulces procesados y se siente menos hambre.

Antes y después de un entrenamiento:

Según la Academia de Nutrición y Dietética, es mejor recargar tu cuerpo con hidratos de carbono y proteínas antes de hacer ejercicio. Los hidratos de carbono alimentan los músculos, y los nutrientes post-entrenamiento ayudan a desarrollar y reparar los músculos.

Algunos tentempiés antes del entrenamiento incluyen manzana o plátano con crema de cacahuete, avena con frutos rojos o yogur con frutos secos o semillas1.

Almuerzo sobre la marcha:

En días ajetreados, cuando parece que no encuentras tiempo para almorzar, no sacrifiques los nutrientes que tu cuerpo necesita. Un batido puede ser una excelente opción para seguir adelante.

Satisfacer tus ansias de dulce:

Si deseas algo dulce, puedes saciar tu paladar con batidos de postre sin azúcares añadidos. Añade más hielo para conseguir batidos más exuberantes o conviértelos en boles de batidos con tus ingredientes favoritos. Prueba con licuado de manzana y caramelo o un batido dulce de chocolate.

Para dormir y relajarse:
Aunque no es común, beber un batido por la noche puede formar parte de tu rutina para acostarte. Combina tu próximo batido después de la cena con un pequeño puñado de alimentos que contribuyan a un impacto positivo en el sueño.
En resumen, el mejor momento para tomar un batido depende de tus necesidades personales y tu horario diario. ¡Experimenta y encuentra el momento que funcione mejor para ti! 🍹🌞

Bebidas más importantes y populares

Batido de cerezas

Ingredientes:
100 gr de cerezas
1 bola de helado de chocolate blanco
100 ml de leche fría

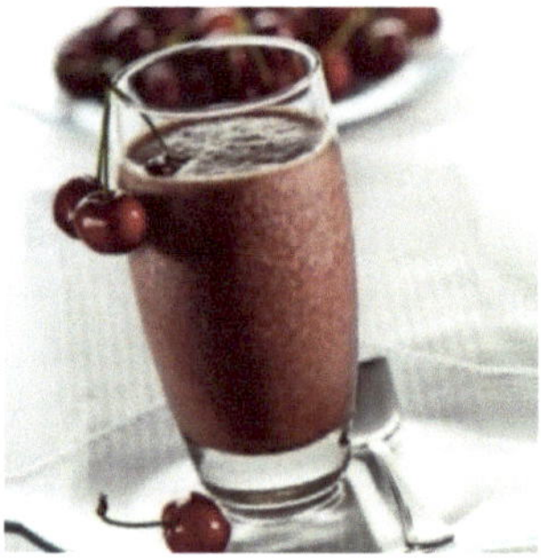

Preparación
Lavar y deshuesar las cerezas.
Colocar en la batidora las cerezas y batir hasta triturarlas completamente.
Agregar el resto la leche y el helado, continuar batiendo hasta obtener una crema homogénea.

Batido de plátano y helado de vainilla

Ingredientes (para 1 batido)
1 plátano
200 ml de helado de vainilla

4 cucharadas de leche fría virutas de chocolate para decorar

Preparación

Pelar el plátano y cortarlo en rodajas finas.

En la batidora poner todos los ingredientes y batir durante 1 minuto aproximadamente.

Servir en vaso y decorar con virutas de chocolate.

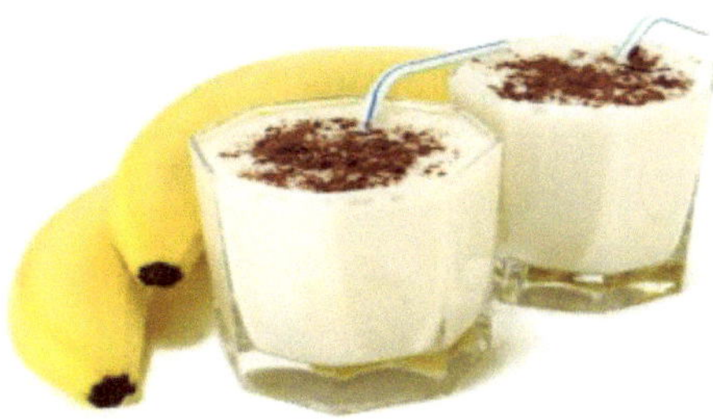

Jugo para limpiar el colon y bajar de peso en 7 días:

Este jugo sólo lo debes tomar durante 7 días seguidos, dos veces al día, sin saltarte ninguna comida del día, incluyendo alimentos saludables y bebiendo además 8 vasos de agua diarios.

Para preparar dos vasos de jugo, que son los que tomarás durante el día:

1 rodaja de piña

1/2 pepino

1 manzana (roja o verde)

1/2 Sábila o aloe vera

El jugo de una naranja

Preparación del jugo para bajar de peso y limpiar el colon

Parte la tajada de piña en cuadros. Lava muy bien el pepino y pártelo en rodajas con todo y cáscara. Lava la manzana y retírale el corazón, y pártela en cuadros sin retirar la cáscara. Toma la penca de una sábila y divídela en dos para que uses solo media en la preparación de los dos vasos de jugo para el día, retira todo el gel y añádelo a la licuadora.

Añade un vaso de agua en la licuadora y agrega los ingredientes poco a poco para que se licuen bien y finaliza agregando el jugo de la naranja.

Batido de moras y arándanos

Ingredientes (para 2 batidos)

100 g de moras
100 g de arándanos
125 ml de agua fría
200 g de yogur natural azucarado moras para decorar

Preparación

Lavar los arándanos y moras con mucho cuidado, intentando no lastimar los delicados frutos.

Introducir todos los ingredientes en la batidora y triturar hasta unificar de forma homogénea.

Servir y decorar con moras.

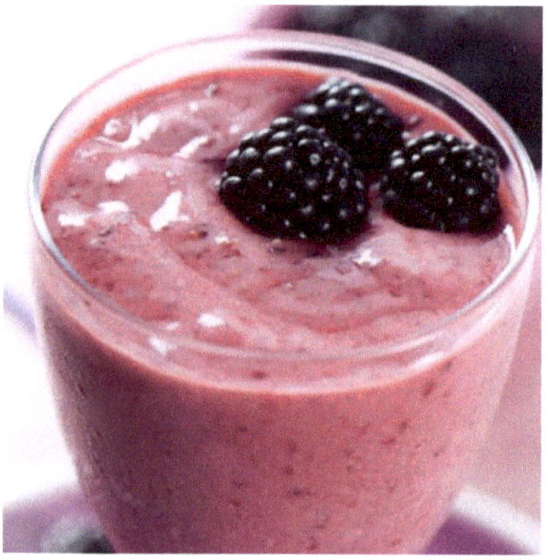

Batido natural para aplanar el abdomen

Este batido para aplanar el abdomen, además de estar delicioso, te ayudará a limpiar el cuerpo, eliminar toxinas y acabar con esas llantitas que tanto te molestan. Sin embargo, es importante que acompañes alguno de estos batidos con una alimentación sana y equilibrada, el consumo de agua constante y alguna actividad física regular.

Ingredientes:

Un pedazo de gel de sábila (aloe vero) sin cáscara y sin espinas de aproximadamente 5 centímetros

½ limón con cáscara y sin pepas.

Preparación:

Añade estos dos ingredientes a la licuadora y procésalos hasta que quede como una especie de ponche. Bébelo en la mañana en ayunas y espera 60 minutos para desayunar algo saludable. Lo ideal es preparar cada batido y tomarlo de inmediato, para que no pierda sus propiedades y no se ponga agrio por la cáscara del limón.

Jugo de melón para bajar de peso

Este jugo de melón para bajar de peso además te ayudará a eliminar el líquido que tienes retenido, que en ocasiones causa inflamación y dolor en las piernas y los pies, además elimina toxinas y ayuda a neutralizar la acidez. Además, consumir este jugo o el melón sólo, también previene manchas en la piel gracias a la eliminación de toxinas, ya que muchas de las manchas se deben a la manifestación de toxinas que se encuentran dentro de nuestro organismo, aporta fibra, potasio, calcio, ácido fólico y zinc, y nivela el colesterol alto.

Los ingredientes que les daré a continuación, son los que necesitarás para preparar el jugo para un día, es decir dos vasos de jugo. No existe un tiempo límite para consumir este jugo, eres tú quien decide, cuánto tiempo deseas tomarlo:

½ melón picado

1 taza de fresas

4 hojas de lechuga previamente lavada y picada

1 vaso con agua

Preparación:

Coloca todos los ingredientes en la licuadora, hasta que se mezclen completamente. Si notas que está muy espeso y no se licuan bien, agrega un poquito más de agua. Listo para consumir

Es recomendable tomar un vaso de jugo en las mañanas y uno en las noches, si deseas puedes sustituir el agua por hielo para hacerlo más refrescante y lograr así un smoothie y también puedes agregar para endulzar un poco de stevia (nunca azúcar).

El jugo que te sobre, debes guardarlo en la nevera para que se mantenga frío y fresco. Además, para que las frutas duren mucho más tiempo, puedes porcionarlas y guardarlas en el congelador para que se mantengan frescas y sea mucho más rápido hacer el jugo.

Batido de plátano y leche

Ingredientes (para 2 batidos)

1 ½ vaso de leche fría
1 plátano grande
1 cucharada de azúcar moreno hielo picado
Virutas de chocolate para decorar

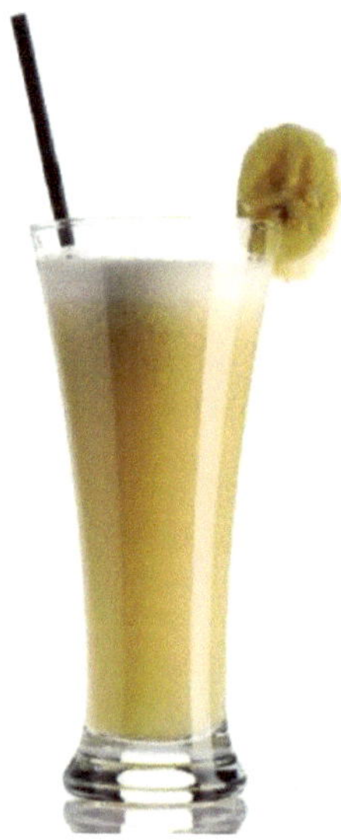

Preparación:

Pelar el plátano, trocearlo e introducirlo en el vaso de la batidora.
Triturar hasta obtener una pulpa fina.
Agregar la leche y el azúcar y batir durante 15 o 20 segundos a máxima velocidad.
Por último, incorporar el hielo picado, servir en los vasos y decorar con las virutas de chocolate y una rodaja de plátano.
Existe una variante especial para deportistas, a la que se le agrega una clara de huevo junto al plátano y la leche, obteniendo un batido súper proteico.

Jugo quema grasa

Estás en un régimen de pérdida de peso, haciendo ejercicios regularmente, alimentándote bien, etc., sin embargo, deseas algo natural que te ayude a potenciar la quema de grasas, la eliminación de toxinas y que te ayude a tener más energía para realizar las tareas del día a día, este jugo es para ti.

Ingredientes:

1 taza de arándanos
1 taza de té verde frío
1/2 banano
5 cubos de piña
1/4 de taza de hojuelas de avena
1/4 de taza de espinacas
1/2 taza de yogur descremado

Preparación:

Añade todos los ingredientes en la licuadora y procesa hasta que se mezclen por completo. Te van a salir aproximadamente tres vasos de jugo, los cuales debes tomar a lo largo del día, puedes tomar un vaso en ayunas antes del desayuno o como desayuno, un vaso en la tarde como merienda y un vaso en la noche antes de irte a la cama. Debes acompañarlo con una alimentación saludable, ejercicio regular y el consumo de agua durante todo el día.

Batido de papaya y piña

Ingredientes (para 2 batidos)

1 papaya sin semillas
1/2 piña pelada
100 ml de leche fría
250 ml de yogur natural azucarado

Preparación

Trocear la pulpa de la papaya y la piña.
Colocar en el vaso de la batidora todos los ingredientes y licuar durante 30 segundos aproximadamente.

Servir inmediatamente.

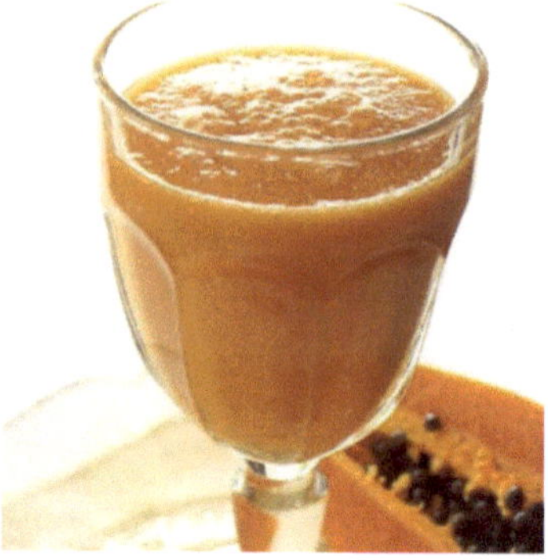

Jugo para desinflamar el estómago

Este batido es ideal para esos momentos en los que te sientes molesta a causa de la hinchazón estomacal, además mejorará tu digestión y prevendrás otros problemas estomacales.

Ingredientes:

1 Taza de papaya picada
1 cucharada de linaza
2 tazas de agua
2 cucharadas de avena cruda
1 cucharadita de miel de abeja

Preparación:

Lleva todos los ingredientes a la licuadora y mézclalos muy bien. Bebe el batido en ayunas durante una semana y disfruta de sus propiedades. ¡Es increíble!

Batido de yogur con fresas y manzana

Ingredientes (para 2 batidos)

1 yogur sabor a fresas
5 fresas
1 ½ vaso de leche desnatada fría
1 manzana verde
1 cucharada de azúcar
3 hielos (opcional)
Hojas de menta y manzana para decorar

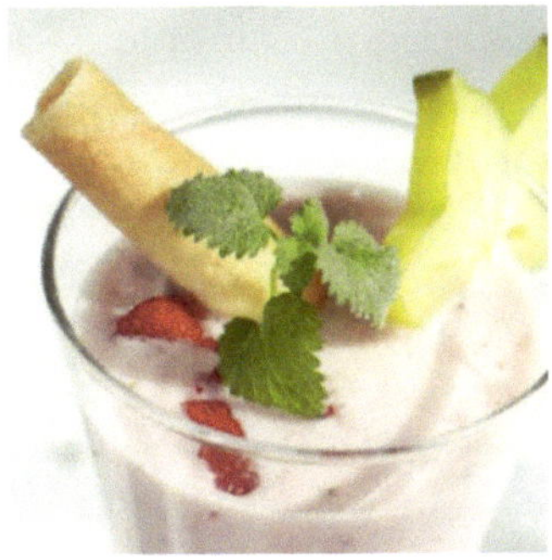

Preparación:
Lavar las fresas, quitarles el rabito y trocearlas a la mitad.
Lavar la manzana, pelar y cortar en cubos.
Colocar en el vaso de la batidora el yogur, las fresas, la leche, la manzana y el azúcar. Triturar
Todo hasta obtener una textura suave.
Picar los hielos y agregarlos a la mezcla anterior. Servir y decorar con manzana y unas hojitas de menta.

Jugo para controlar la ansiedad

Si sufres de ansiedad ya sea causada por el estrés del día a día o por estar haciendo algún régimen para bajar de peso, hoy te traigo este rico jugo para controlar la ansiedad, que te ayudará a calmarte, a nutrirte y a sanar tu sistema. Además, si lo consumes a media mañana o en la merienda, notarás que te alejarás de alimentos poco saludables y te sentirás satisfecha durante muchas horas, algo que te ayudará mucho a lograr tu meta de perder peso.

Ingredientes (porciones para un vaso):
Una manzana (verde o roja)
5 fresas o frambuesas
Dos cucharadas de avena
Un puñado de almendras
Un vaso de té de manzanilla frío
Hojas de menta
Preparación: Lava todos los ingredientes y retírale a la manzana las pepas y el corazón. Introduce todos los ingredientes a la licuadora y

procesa hasta que se mezclen por completo. Bebe en cualquier momento del día, sobretodo en esos momentos en los que sientes ansiedad de comer cosas poco saludables.

Batido de melocotón y naranjas

Ingredientes (para 2 batidos)

150 g de yogur de melocotón
250 g de melocotón en conserva sin jugo
100 ml de leche
100 ml de zumo de naranja hielo
Unas hojitas de menta o hierva buena

Preparación:

Trocear el melocotón.
En el vaso de la batidora introducir el yogur, el melocotón, la leche y el zumo de naranja.
Batir hasta obtener una textura suave.
Servir en vasos con hielo y decorar con trocitos de melocotón en triángulos y hojitas de menta o hierba buena.

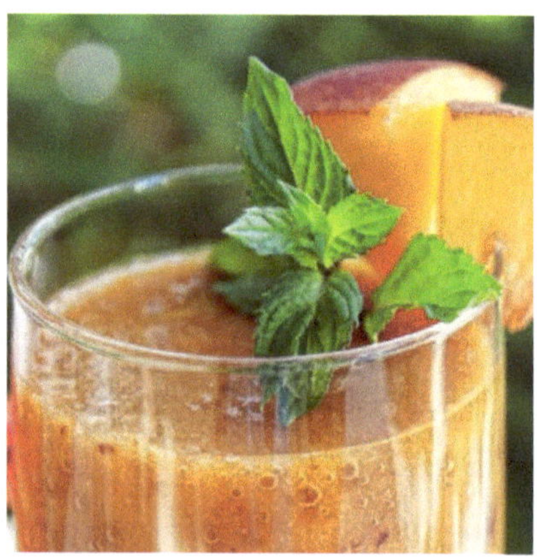

Consejos del autor

La Stevia es un tipo de hierba que puede ser utilizado como edulcorante natural. Existen en el mercado varios formatos comerciales.
Se puede obtener extracto, jarabe, hojas secas, polvo fino de hojas secas, líquido con gotero dosificador y sobres individuales.

La ventaja más grande de esta planta y sus productos es que el cuerpo no la metaboliza, por lo tanto, no hay aporte calórico. Si, así es, puedes comer dulces sin las calorías del azúcar convencional.
Se recomienda para diabéticos porque no eleva los niveles de azúcar en sangre.

Jugo para perder 2 kilos en una semana

¿Tienes un evento especial y deseas verte espectacular en ese vestido que tienes guardado desde hace tiempo y que por esos kilos de más no te has podido volver a colocar?... este jugo es para ti.

Ingredientes:
Medio pepino con cáscara (el que se usa para las ensaladas)
2 tomates (jitomates) con cáscara
1 rama de apio
Un vaso con agua
Preparación:
Para hacer este jugo primero que todo lava correctamente los ingredientes para luego cortarlos en trozos pequeños y mezclarlos en la licuadora. Bebe en la mañana como desayuno y refrigera el resto de jugo, para beberlo en la noche como cena.

Batido verde de las famosas para bajar de peso

Este batido verde para bajar de peso, las famosas lo consumen durante todo el día, pero lo más recomendable es beberlo sólo dos veces al día y consumir bastante agua, para eliminar toxinas, retención de líquidos e hidratar tu cuerpo.
Ingredientes:
450 gr de espinacas
1 Pepino
1 Pera
Jugo de un limón
Hojas de hierba buena o menta
Preparación:
Lava muy bien todos los ingredientes y mételos a la licuadora, añadiendo un vaso de agua. Licua muy bien hasta que todos los ingredientes se

incorporen. No cueles la preparación y bébela dos veces al día, un vaso en la mañana y otro en la noche.

Batido de mango y pera

Ingredientes (para 2 batidos)

1 mango
2 peras
1/2 litro de leche fría
1 cucharada de azúcar o miel

Preparación:

Pelar el mango y cortar la carne en dados. Pelar las peras, quitar las semillas y cortar.
Colocar en la batidora la fruta con la leche y el azúcar o la miel.
Batir hasta obtener una textura cremosa. Servir en vasos altos con pajita.

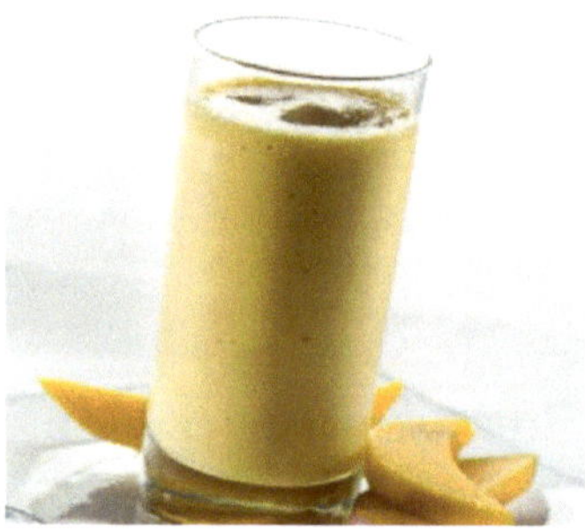

Jugo natural para bajar de peso

Este batido también tiene propiedades desintoxicantes, que te ayudarán a limpiar el organismo, a activar el metabolismo y a bajar de peso. Debido a su alto contenido de fibra, es excelente para aquellas personas que tienen problemas de estreñimiento y además puede convertirse en un excelente desayuno y cena, ya que contiene muchos nutrientes.

Ingredientes (para preparar los dos jugos de un día):

1 rama de apio
1 pepino
Jugo de 2 o 3 limones
Col rizada

1 ramo de espinacas
2 manzanas rojas
Una rebanada de jengibre (si deseas)
Agua

Preparación:

En la licuadora introduce todos los ingredientes, hasta que se mezclen por completo, ve agregando agua, hasta que veas que el jugo queda casi líquido, ya que es importante consumir todo sin colar. Sirve y listo. Toma este jugo en la mañana y en la noche.

Batido de kiwi

Ingredientes: (para 2 batidos)

6 kiwis
1/2 litro de agua mineral hielo picado
2 cucharada de azúcar
2 rodajas de kiwi para decorar
Variante:
Remplazar 2 kiwis por 2 rodajas de piña fresca

Preparación:

Pelar los kiwis, quitarles las partes duras de los extremos y trocear.
Colocar en el vaso de la batidora los kiwis, la leche y el azúcar.
Batir hasta obtener una textura suave y espumosa. Servir en vasos con hielo picado por encima.
Decorar con una rodaja de kiwi y se ha utilizado piña, con algunas hojas de la piña fresca.

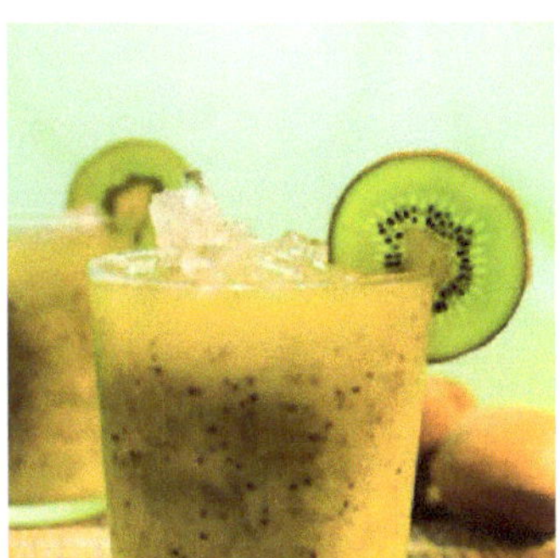

Jugo para quemar grasa y bajar de peso

Esta receta de jugo para quemar grasa y bajar de peso además de ser muy beneficiosa a la hora de combatir la grasa corporal, también te hidratará porque contiene ingredientes muy frescos y deliciosos. También es muy económica y la mayoría de los ingredientes los tenemos en casa.

Ingredientes (receta para dos vasos):

Dos tazas de fresas
Una taza de sandía o patilla
Dos tomates (jitomates) maduros

Preparación:

Vierte los ingredientes partidos en trozos en la licuadora y licua hasta que queden todos los ingredientes mezclados. Es importante que NO añadas agua a la preparación, por lo que, si te gusta frío, es recomendable meter las fresas y la sandía en pequeños pedazos al congelador de un día para otro y luego preparar el jugo como lo mencioné anteriormente. Verás que quedará helado, refrescante y delicioso.

También es recomendable NO añadir azúcar a la preparación, ya que la idea del jugo quema grasa es consumirlo 100% natural. También es importante añadir que este jugo debe ser consumido una vez sea preparado, ya que con el tiempo pierde sus propiedades.

Este jugo quema grasa lo debes consumir en las mañanas en ayunas, en las noches antes de irte a dormir y si lo deseas en el trascurso del día, las veces que desees. Sin embargo, para las personas que sufren de gastritis es recomendable, sólo consumirlo en las mañanas y en las noches.

www.ingramcontent.com/pod-product-compliance
Lightning Source LLC
Chambersburg PA
CBHW040250240726
48664CB00001B/343
9798883555816